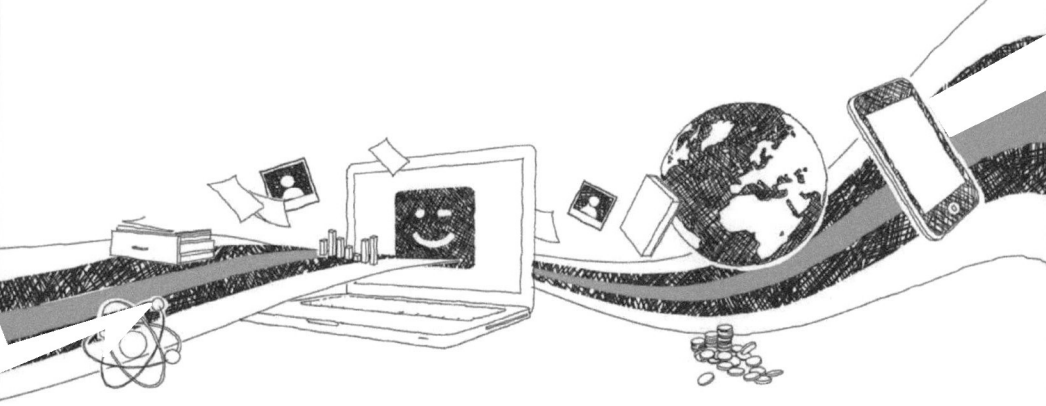
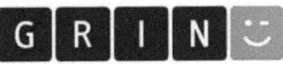

Markus Singer

Soziale Ungleichheit und Krankheit (Gesundheit) im Alter

GRIN Verlag

Bibliografische Information der Deutschen Nationalbibliothek:

Die Deutsche Bibliothek verzeichnet diese Publikation in der Deutschen National-
bibliografie; detaillierte bibliografische Daten sind im Internet über http://dnb.d-
nb.de/ abrufbar.

Impressum:

Copyright © 2013 GRIN Verlag GmbH
Druck und Bindung: Books on Demand GmbH, Norderstedt Germany
ISBN: 978-3-656-53202-6

Dieses Buch bei GRIN:

http://www.grin.com/de/e-book/263791/soziale-ungleichheit-und-krankheit-
gesundheit-im-alter

GRIN - Your knowledge has value

Der GRIN Verlag publiziert seit 1998 wissenschaftliche Arbeiten von Studenten, Hochschullehrern und anderen Akademikern als eBook und gedrucktes Buch. Die Verlagswebsite www.grin.com ist die ideale Plattform zur Veröffentlichung von Hausarbeiten, Abschlussarbeiten, wissenschaftlichen Aufsätzen, Dissertationen und Fachbüchern.

Besuchen Sie uns im Internet:

http://www.grin.com/

http://www.facebook.com/grincom

http://www.twitter.com/grin_com

„Gesundheit im Alter: Epidemiologische, sozialwissenschaftliche und verhaltenswissenschaftliche Grundlagen"

Technische Universität Dortmund – Ruhr-Universität Bochum

Hausarbeit

Thema:

Soziale Ungleichheit und Krankheit (Gesundheit) im Alter

Markus Singer

Inhaltsverzeichnis

1. Einleitung

Diese Hausarbeit findet ihren Ursprung in dem Seminar „Gesundheit im Alter: Epidemiologische, sozialwissenschaftliche und verhaltenswissenschaftliche Grundlagen" und wird durch eine Kooperation der Technischen Universität Dortmund und der Ruhr-Universität Bochum (RUB) unter der Leitung von Frau Prof. Dr. Hartmann am Lehrstuhl der RUB angeboten. In den einzelnen Veranstaltungen ging es zum einen inhaltlich um den allgemeinen Zusammenhang und die Schnittpunkte von Krankheiten und Gesundheit und zum anderen um die spezielle Kausalität von Krankheit und Gesundheit im Alter[1].

Letztgenannte Ursächlichkeit ist die Grundlage für die Auseinandersetzung mit der Fragestellung, welcher Zusammenhang zwischen sozialer Ungleichheit und Krankheit im Alter besteht. Es ist dabei notwendig, das Thema dieser Hausarbeit und seiner forschungsleitenden Frage dahingehend zu erweitern, welche inhaltliche Verbindung zwischen Gesundheit und sozialer Ungleichheit besteht, da Krankheit oftmals als Gegensatz zu Gesundheit, bzw. Gesundheit als Abstinenz von Krankheit betrachtet wird. Aus diesem Grund steht der Begriff der Gesundheit in der Themenfragestellung in Klammern nach der Begrifflichkeit der Krankheit. Der Fokus dieser wissenschaftlichen Auseinandersetzung liegt dennoch auf dem Zusammenhang zwischen Krankheit und sozialen Verschiedenheiten, da an diesem Punkt die Schnittstellen besonders deutlich werden. Gesundheit geht in der genaueren Betrachtung über die Kontrastdefinition zu Krankheit hinaus und beschreibt nach einer Begriffsbestimmung der Weltgesundheitsorganisation „[...] *einen Zustand vollkommeneren körperlichen, geistigen und sozialen Wohlbefindens und nicht allein das Fehlen von Krankheit und Gebrechen*" (WHO 1946 und Böhm et al. 2009, S. 12). In dieser allgemein geltenden Erläuterung wird das subjektive und zwischen den Individuen unterschiedliche Empfinden von Krankheitssymptomen deutlich. Zum anderen wird darin die Mehrdimensionalität von möglichen Erkrankungen hervorgehoben. Bei der epidemiologischen Auseinandersetzung mit Krankheiten tragen diese Faktoren zu einer starken Komplexität dieser wissenschaftlichen Betrachtung bei.

Zu Beginn dieser Arbeit wurde bereits auf Thematik und Begrifflichkeit von Krankheit eingegangen. Im nächsten Schritt werden verschiedene epidemiologische Befunde vorgestellt und die Transitionen von Krankheiten, welche als gesellschaftsbezogene Übergänge von Erkrankungen bezeichnet werden, vorgestellt. Dafür wird zuerst auf die Ursachen und Merkmale von Krankheiten eingegangen und es werden spezielle Alterskrankheiten erläutert.

---

[1] Es sei in diesem Kontext darauf verwiesen, dass keine allgemeingültig und universelle Definition des Alters existiert. Alter ist jeweils subjektiv und erhält seine Bedeutung in der Perspektive des individuellen Lebenslaufes.

Anhand des salutogenetischen Kontinuum-Modells von Antonovsky wird im Anschluss ein Muster vorgestellt, welches in seiner Definition gesundheitsfördernde Maßnahmen in den Vordergrund stellt. Im zweiten Block dieser Arbeit geht es um soziale und gesundheitliche Ungleichheiten. Dafür werden zuerst Theorien und Merkmale dieser – auch auf gesellschaftlicher Ebene vorhandenen Differenzen – definiert. Als beispielhafter empirischer Befund wird dazu die Lebensstiltheorie herangezogen. Danach wird auf den inhaltlichen Zusammenhang zwischen sozialer und gesundheitlicher Ungleichheiten eingegangen und es werden Theorien dieses Vorkommens vorgestellt. Daran anschließend geht es um die spezielle altersbedingte Entwicklung von gesundheitlichen Ungleichheiten. Es wird dabei auf die Lebenslaufperspektive und auf geschlechterunterscheidende Sachverhalte in dem Morbiditätsvorkommen eingegangen. Das individuelle Gesundheits- und Präventionsverhalten als Handlungsansatz folgt im Anschluss. Dabei ist besonders der Aspekt der Bildung als Voraussetzung für ein gesundheitsförderndes Verhalten von Interesse. Diese Handlungsweise wird durch einen standardisierten Prozess der Verhaltensänderung dargestellt. Zum Schluss wird ein zusammenfassendes Fazit gezogen und es werden die gewonnenen Erkenntnisse gebündelt.

2. Epidemiologische Befunde

Die epidemiologische Transition ist nach Ehmer ein Wandel der Krankheitsbilder und verschiedener Todesursachen (vgl. Ehmer 2004, S. 41). Dieser Wechsel vollzog sich seiner Ansicht nach vom 19. Jahrhundert[2] bis zur heutigen Zeit und ist historisch sowie gesellschaftlich bedingt. Im Zeitalter der Industrialisierung und der damit einhergehenden Urbanisierung waren vor allem Infektionskrankheiten die häufigste Todesursache. Im letzten Jahrhundert stellten Herz-Kreislauf-Erkrankungen und Neubildungen wie Krebs die zahlreichsten Mortalitätsgründe dar (vgl. ebd.). Diese „endogenen" Erkrankungen dominieren aktuell in der Diagnosehäufigkeit gegenüber den früheren „exogenen" Erkrankungen (vgl. ebd.). Zu diesen Krankheiten, die ihren Ursprung im Inneren des Menschen (endogen) besitzen, lassen sich ebenfalls psychische Beschwerden zählen.

2.1 Ursachen und Merkmale von Krankheiten

Die Ursachen von Krankheiten lassen sich aus der Perspektive unterschiedlicher Wissenschaftsdisziplinen betrachten. Von besonderer Wichtigkeit ist dabei die medizinische und soziologische Betrachtungsweise. Die Medizin sieht die Existenz von Erkrankungen als eine Abweichung physiologischer und psychologischer Faktoren als eine Dysfunktion des Körpers (vgl. Schuhmacher & Brähler 2004, S. 3). Die Behandlung dieser Störung bildet das Handlungsfeld der medizinischen Disziplin (einschließlich der psychiatrischen Praxis) und erfolgt anhand eines geplanten Heilungsverfahrens. Dieser Betrachtung fehlt jedoch ein gesellschaftlicher und soziologischer Blick auf die Ursachen und Merkmale von Krankheiten[3]. Für die Darstellung eines kausalen Zusammenhangs zwischen sozialer Ungleichheit und Krankheit bzw. Gesundheit bietet diese soziologische Betrachtungsweise einen umfassenderen Erklärungsspielraum. Grundlegend für diese Überlegung ist die Ansicht, dass Krankheiten durch ein Verhalten entstehen, welches sich von geltenden Normen entfernt (vgl. ebd.). Diese allgemeingültigen und durch formelle (Verordnungen) und informelle Gesetzmäßigkeiten (Vereinbarungen) geschaffenen Kriterien beschreiben ein gesellschaftlich und verantwortungsvolles Verhalten jedes einzelnen Mitglieds einer Gemeinschaft (vgl. ebd.). Krankheiten entstehen demnach aus der Differenz von Verhalten und Normen. Bspw. wurde Homosexualität aus diesem Grund lange als Krankheit betrachtet, da eine gleichgeschlechtliche Partner-

---

[2] Ehmer gibt den ganzen Zeitraum des 19. Jahrhunderts für das häufige Auftreten der Infektionskrankheiten an.

[3] Der Teilbereich der medizinischen Soziologie, als Lehrinhalt der Medizin, geht erst seit dem ausgehenden 19. Jahrhundert verstärkt auf den Zusammenhang zwischen der Entstehung von Krankheiten und den gesellschaftlichen Einflüssen ein (vgl. Graumann & Lindemann 2010, S. 295).

schaft nicht den geltenden Regeln entsprach. Heutzutage gelten vor allem psychische Erkrankungen oder derartige Störungen, die sich keinen eindeutigen somatischen Symptomen zuordnen lassen als Beispiele dieser Krankheitsdefinition. Die Ansicht einer verhaltensbedingten Entwicklung von Krankheiten lässt sich dem Risikofaktorenmodell zuordnen (vgl. dazu Franke 2010, S. 131-135). Dieses Modell erweitert das biomedizinische Modell u.a. um die Variable der Einflussmöglichkeit des Individuum auf die Veränderungen seiner Krankheiten, wie bspw. deren Intensität (vgl. ebd., S. 132). Franke bemerkt dabei, dass Risikofaktoren, wie ein ungesunder Lebensstil, nicht die Entstehung von Beschwerden erklären, sondern deren Verlaufsbedingungen und Auftretungswahrscheinlichkeiten. Das Risikofaktorenmodell ist daher aus einer soziologischen Perspektive beachtenswert, weil es das individuelle Handeln, einhergehend mit gesellschaftlichen Strukturen, in einen Kontext der möglichen Beeinflussung von Krankheiten setzt. Die Schwäche dieser Theorie liegt ebenfalls in diesem Aspekt der Selbstwirksamkeit. Viele Krankheiten entstehen auch mit einem gesunden und nachhaltigen Lebensstil und zeigen sich erst in einem fortgeschrittenen Alter. Auf diesen Inhalt soll in der folgenden Beschreibung der Alterskrankheiten eingegangen werden.

2.2 Krankheiten im Alter und Alterskrankheiten

Es existieren spezielle Krankheiten, die in den späteren Altersphasen entstehen und in der empirischen Forschung als Alterskrankheiten bezeichnet werden[4]. Dem gegenüber sind Krankheiten im Alter eher allgemeiner Natur und verlaufsmäßig über die gesamte Lebensspanne vorhanden. Als Beispiele für spezielle Alterskrankheiten gelten Herz-Kreislauf-Erkrankungen (vgl. BMBF 2012), Formen der Demenz oder Neubildungen wie Krebserkrankungen. Das Deutsche Zentrum für Altersfragen (DZA) veröffentlichte 2011 in seinem „Report Altersdaten" (vgl. DZA 2011, S. 21f) ein Ranking über diagnostizierte Krankheiten bei gesetzlich versicherten Männern und Frauen über 60 Jahren. Jeweils bei Männern und Frauen sind dieser Statistik nach die Herz-Kreislauf-Erkrankungen, wie koronare Herzkrankheiten (KHK), bestimmend. Bezogen auf die bereits dargestellte epidemiologische Transition lässt sich hier ein kausaler Zusammenhang feststellen: Wo früher insgesamt infektiöse Erkrankungen gesamtgesellschaftlich dominierten, stehen heute auch in den späteren Altersphasen die Herzerkrankungen an vorderer Stelle. Es lassen sich insgesamt bezogen auf Krankheiten in den Altersphasen zwei wichtige Theorien der Verlaufsmäßigkeit beschreiben: Zum einen ist dabei die Morbiditätskompressionsthese (vgl. Kuhlmey 2008, S. 89), welche auch als Kompressionsthese bezeichnet wird, zu nennen. Nach der Kompressionsthese nimmt die Morbidität (Krankheitsrate) im Lebensverlauf und mit der Zunahme der Lebenser-

---

[4] Der Duden (2013) bezeichnet die Form der Alterskrankheit als eine „[...] *durch fortgeschrittenes Alter begünstigte, vorzugsweise im Alter auftretende Krankheit*".

wartung ab. Dieser Zugewinn an Lebensjahren wird nach dieser positiven Theorie eher in Gesundheit als in Krankheit verbracht. Die Krankheiten, welche im Alter auftreten, verschieben sich damit immer stärker in die Nähe des Todeszeitpunktes und stellen eine Verbesserung der Lebensqualität für das betreffende Individuum dar. Für Menschen mit chronischen, also nicht heilbaren Erkrankungen, bedeutet dieser Umstand, dass sich ein Auftreten dieser andauernden Krankheiten ebenfalls verzögert und komprimiert (vgl. ebd.). Demgegenüber ist gemäß der dazu konträren Medikalisierungsthese eine Zunahme der Gesamtmorbidität festzustellen (vgl. ebd.). Die durch eine demografisch bedingte längere Lebenserwartung wird überwiegend durch Symptome von Krankheiten bestimmt. Kuhlmey sieht es als einen Verdienst der Medizin, dass durch deren wissenschaftlichen und technischen Fortschritt diese Lebensdauer verlängert werden kann. Dennoch kann seiner Ansicht nach dieser Umstand das Auftreten und Anhalten von Krankheiten nicht beeinflussen und führt in der Folge zu einer Expansion der Morbidität (vgl. ebd.). Es lohnt sich, für eine umfassende Betrachtung möglicher Erkrankungen im Alter auf den Sachverhalt chronischer Krankheiten einzugehen. Kuhlmey nennt dabei ein wichtiges Charakteristikum: *„Dazu zählt ein kontinuierliches oder periodisches Auftreten von Krankheitssymptomen [...]"* (ebd., S. 94). Für ältere Menschen bedeutet dieser Umstand neben einer grundsätzlich langen Rehabilitationsphase eine dauerhafte Verschlechterung der Lebenssituation und Einschränkungen in der Lebensführung. Diese Beschränkungen können z.b. zu einer Pflegebedürftigkeit und zu einer für das Individuum negativen Beeinflussung verschiedener Lebensbereiche führen (vgl. ebd.).

2.3 Kontinuumsmodell von Antonovsky

Nachdem in den vorherigen Abschnitten auf Krankheitsmerkmale und auf altersrelevante Erkrankungen eingegangen wurde, soll im Folgenden das Kontinuumsmodell von Aaron Antonovsky (1923-1994) vorgestellt werden. Diese Theorie bezieht sich auf den salutogenetischen Ansatz, der gesundheitsfördernde Aspekt gegenüber der pathogenetischen Bedeutung von Krankheit hervorhebt. Mit diesem Erklärungsmodell soll der Übergang zu der anschließenden Auseinandersetzung mit sozialen Ungleichheiten und dem darin enthaltenen Faktor Gesundheit geschaffen werden. Die Fragestellung, die sich hinter der Salutogenese verbirgt, lautet, warum einzelne Menschen krank werden und andere ihren positiven Gesundheitszustand aufrechterhalten können. In der weiteren Betrachtung geht es um den Handlungsansatz, wie sich der Zustand Gesundheit fördern und aufrechterhalten lässt (vgl. Bengel et al. 2001, S. 24). Die Salutogenese geht in ihrem Ansatz über eine reine Kontrastbetrachtung zur ursprünglich medizinischen Ansicht der Pathogenese hinaus und „[...] *meint, alle Menschen als mehr oder weniger gesund und gleichzeitig mehr oder weniger krank zu betrachten*" (ebd.). Antonovskys Theorie stellt demnach ein Spannungsfeld von Gesundheit

5

und Krankheit dar, in welchem sich das betreffende Individuum stets in verschiedenen Lebenssituationen bewegt. Diese beidseitige Bedingung bzw. Wechselspiel wird als Gesundheits-Krankheits-Kontinuum bezeichnet (vgl. ebd., S. 32). Antonovsky kritisiert damit die oftmals einseitige Betrachtung eines Zustandes der Krankheit oder Gesundheit. Im Weiteren geht er davon aus, dass ein Mensch in keiner Situation und keinem Lebensabschnitt einen vollständig gesunden oder kranken Zustand erreichen kann (vgl. ebd.). Entscheidend für diese Orientierung ist die persönliche Grundhaltung, mit krankmachenden Situationen umzugehen. Diese subjektive Einstellung bezeichnet Antonovsky als Kohärenzgefühl (vgl. ebd., S. 28). Dieses Kohärenzgefühl resultiert aus individuellen Widerstandsressourcen (Resilienz) und bezeichnet eine Stimmigkeit zwischen äußeren Stressoren und der inneren Einstellung (vgl. ebd.). Ein wichtiger Entwicklungsfaktor für diesen inneren Zusammenhang ist die Sozialisation des einzelnen Menschen und seiner daraus vermittelten Werte und Einstellungen (vgl. ebd., S. 29f). Das Kohärenzgefühl im Zusammenhang des Gesundheits-Krankheits-Kontinuums ermöglicht dem Individuum einen Handlungsansatz, mit dem es in der Lage ist, eigene Ressourcen für sich zu nutzen und einen positiven und gesundheitsfördernden Umgang mit den eigenen Krankheiten zu erlernen.

3. Soziale und gesundheitliche Ungleichheiten

Dieser Abschnitt der Arbeit beschäftigt sich mit dem Zusammenhang zwischen sozialer bzw. gesundheitlicher Ungleichheit und Krankheiten. Dabei wird einleitend auf die für die Erforschung dieser Kausalität grundlegenden Studien, der ersten und zweiten WHITEHALL STUDY, eingegangen. Die erste WHITEHALL Studie wurde in Form einer Längsschnittuntersuchung, beginnend im Jahr 1967 bis 1970, durch Marmot et al. durchgeführt (vgl. van Rossum et al. 2000, S. 178). Bei dieser Studie (N=19019) wurden in Großbritannien zwischen September 1967 und Januar 1970 bei Staatsdienern (civil servants) im Alter von 40-69 Jahren somatische Tests (Blutspiegelanalysen) durchgeführt und Anamnesedaten wie Alter und Geschlecht und im Besonderen der Gesundheitsstatus erfragt. Dies erfolgte durch Benennung von Krankheiten wie Diabetes innerhalb der Studie. Ebenso wurden gesundheitliche Risikofaktoren wie das Rauchen erfasst. Diese Gesundheitsdaten wurden in einem Vergleich den folgenden beruflichen Statusfunktionen der Probanden gegenübergestellt: *„Employment grade was categorised as administrative, professional and executive, clerical, and "other" grades (for example, messengers and other unskilled manual workers)"* (ebd.). Damit wurde der empirische Schritt vollzogen, die Existenz von Krankheiten und dem Vorkommen von Gesundheit mit dem beruflichen Status zu vergleichen. Gleichzeitig konnte damit ein direkter Zusammenhang zwischen beruflichen Stressoren, wie ein hohes Arbeitspensum oder fehlende Anerkennung und dem Mortalitätsrisiko festgestellt werden: „*The first Whitehall study showed that men in the lowest employment grades were much more likely to die prematurely than men in the highest grades* (Sheffield Equality Group 2012, S. 1). Desto niedriger der berufliche Status war, desto höher fiel das Krankheitsrisiko aus. Die zweite WHITEHALL Studie konnte mir ihren Erkenntnissen ähnliche Daten liefern. In dieser von den Jahren 1985 bis 1994 unter 10308 Probanden (39-63 Jahre) in Großbritannien durch Boehm et al. durchgeführten Studie (vgl. Boehm et al. 2011, S. 2) wurde im Speziellen der Zusammenhang zwischen Überstunden und dem Auftreten von Koronaren Herzkrankheiten (KHK) erforscht: „[...] *examine the association between overtime work and incident coronary heart disease (CHD) [...]*" (Virtanen 2010, S. 1737). Die Arbeitsbelastung ist demnach ein Entstehungs- und Förderungsfaktor für Krankheiten. Diese Kausalität soll die Grundlage für die folgende Darstellung empirischer Befunde zu Theorien und Merkmalen sozialer Ungleichheit und die Entwicklung gesundheitlicher Ungleichheit im Alter bilden.

3.1 Theorien und Merkmale sozialer Ungleichheit

3.1.1 Empirische Befunde

Es existieren verschiedene Theorien der sozialen Ungleichheit. Historisch einordnen lassen sich diese Thesen beginnend bei den Klassen- und Schichtmodellen von Karl Marx, welcher die Konstitution der Gesellschaft als einen ständigen Klassenkampf betrachtete (vgl. Burzan 2011, S. 15). Über das Klassen- und Ständemodell von Max Weber (vgl. ebd., S. 20) hinaus sind neuere Ansätze der sozialen Ungleichheit bspw. von Rainer Geißler zu nennen (vgl. ebd., S. 73). Aufgrund der Vielzahl an neueren und älteren Theorien wird im Folgenden auf das Lebensstilmodell von Spellerberg und Hradil eingegangen (vgl. Spellerberg & Hradil 2011, S. 51-62). Diese aktuelle Theorie geht der Frage nach, welcher Zusammenhang zwischen Individualisierung bzw. Klassenstrukturen und der Ausprägung von Lebensstilen existiert. Diese dabei entstehenden Unterschiede sollen die Merkmale von sozialer Ungleichheit darstellen. Hradil bezieht die Definition der gesundheitlichen Ungleichheit auf bestimmte „wertvolle" gesellschaftliche und ökonomische Güter, dessen Besitzhäufigkeit sich zwischen den einzelnen Individuen einer Gemeinschaft unterscheidet. Diese Gesetzmäßigkeit definiert die soziale Ungleichheit (vgl. Hradil 2001, S. 27-29). Die Unterteilung in Lebensstile und Milieus erweitert die bisher bekannten Modelle von Schichten und Klassen um eine horizontale Ebene und besitzt den Anspruch, einer komplexeren und heterogenen Gesellschaft gerecht zu werden (vgl. Burzan 2011, S. 89). Außerdem benennt Burzan als weitere Neuerung von Lebensstilmodellen die stärkere Perspektive auf das individuelle Verhalten des Einzelnen, losgelöst von der hauptsächlichen Betrachtung objektiver Faktoren wie Einkommen oder

Bildungsstand. Diese Perspektive bemüht sich stärker um die Bewertung des Umgangs mit den zur Verfügung stehenden Ressourcen (vgl. ebd., S. 92f). Die Handlungsfreiheit des einzelnen Individuum, sein Leben nach eigenen Werten und Einstellungen zu gestalten, gewinnt in einer pluralistischen und an einer zunehmend optionenreicheren Gesellschaft an Bedeutung. Die Vielfalt an Handlungswegen stellt jedoch auch enorme Anforderungen an den einzelnen Menschen. Dieser ist gefordert, seinen eigenen Lebensweg zu gestalten. Das betrifft insbesondere wichtige Entscheidungen wie die Berufswahl oder die zeitliche Entscheidung für das Gründen einer Familie. Spellerberg und Hradil sehen diese Aufgaben jedoch auch als Chance, eigene Wünsche und Ideen umzusetzen (vgl. Spellerberg & Hradil 2011, S. 51).

In der Definition von Lebensstilen lassen sich verschiedene Kriterien festhalten: Zum einen bedeuten Lebensstile eine Übereinstimmung von inneren Einstellungen zu äußeren Verhaltensweisen. Diese Kontinuität ist auch von äußeren Einflüssen bestimmt; sie entwickelt sich zu Routinen und im Weiteren zu Kategorien, die von mehreren Menschen geteilt und umgesetzt werden (vgl. ebd., S. 52). Zum anderen stellen diese Handlungen und Einstellungen auch jeweils eine Zugehörigkeit oder eine Abgrenzung zu sozialen Gruppen dar (vgl. Burzan 2011, S. 92). Damit der Bezug des Lebensstilmodells zu der Theorie der sozialen Ungleichheit deutlich wird, ist es hilfreich, eine Unterscheidung in vertikale und horizontale Merkmale vorzunehmen (vgl. ebd., S. 93): Burzan erläutert diese Unterteilung anhand verschiedener Besonderheiten (vgl. ebd.): Menschen mit einer gleichen Qualifikation (vertikales Merkmal) und einem unterschiedlichen Alter (horizontales Merkmal) können verschiedene Lebensstile besitzen, ohne dass sich deren Lebenschancen unterscheiden. Die soziale Ungleichheit offenbart sich in eben diesen horizontalen und vertikalen Unterscheidungen der Lebensstile, welche im Übrigen gegenüber der Sozialstrukturanalyse von Schichten und Klassen eine stärkere Durchlässigkeit, einhergehend mit einer größeren Komplexität, ergibt. Gleichzeitig ermöglicht die Lebensstilperspektive durch ihre Verbindung von horizontalen und vertikalen Ungleichheiten eine mehrdimensionale Betrachtung der Gesamtheit der sozialen Ungleichheiten (im Vergleich zu den Schicht- und Klassenmodellen) und der Darstellung von Handlungsbedingungen, die die Zuteilung von Ressourcen beeinflussen.

3.1.2 Schnittpunkte sozialer und gesundheitlicher Ungleichheit

Im vorherigen Abschnitt wurde auf die sozialen Ungleichheiten und deren theoretische Verankerungen eingegangen. Aufbauend auf diesen Erkenntnissen soll im Folgenden der Zusammenhang zwischen der sozialen und gesundheitlichen Ungleichheit dargestellt werden. Ebenso wie in den soziologischen Erläuterungsmethoden von sozialer Ungleichheit existieren verschiedene Erklärungsmodelle von gesundheitlicher Ungleichheit. Diese Theorien besitzen verschiedene Diskussionsgegenstände[5]. Anhand des Erklärungsansatzes von Gesundheitschancen in Bezug auf die Wohnverhältnisse soll der kausale Zusammenhang von sozialer und gesundheitlicher Ungleichheit aufgezeigt werden (vgl. Jungbauer-Gans & Gross 2009, S. 77-92). Dieser Erklärungsansatz ist integriert in ein Belastungsmodell, welches neben beruflichen auch soziale Belastungsfaktoren benennt. Diese Einflussbedingungen resultieren nur zu einem bestimmten Teil aus dem Wohnumfeld und sind eher ein Konglomerat an gesundheitsverschlechternden Voraussetzungen. Belastende Faktoren aus dem Wohnumfeld sind z.b. der schlechte bauliche Zustand der Wohnung, Lärmbelästigung oder eine suboptimale Anbindung an den öffentlichen Lebensalltag. Letztere Faktoren betreffen dabei den Aspekt der sozialen Teilhabe und zeigen sich bspw. in einem schlechten Zugang zum öffentlichen Nahverkehr, zu öffentlichen Schulen, zu Bildungseinrichtungen oder zu Gesundheitsinstitutionen. In den Großstädten des Ruhrgebietes, wie bspw. Dortmund, existiert auch heute noch ein erhebliches Gefälle zwischen einzelnen Stadtteilen der Nord- und Südstadt. Die Nordstadt in Dortmund war früher Wohnort der Arbeiterklientel. Demgegenüber wurde die Südstadt von wohlhabenden Menschen bewohnt (vgl. Faust 1999, S. 12[6]). Schlechte Zustände im Bezirk des Wohnumfeldes beeinflussen ebenso explizit die Erholungsmöglichkeiten und sind ein erstzunehmender Entstehungsfaktor für Krankheiten. Sie beeinträchtigen ferner ebenso den Rehabilitationsvorgang. In dieser Kausalität wird der Zusammenhang zwischen sozialer und gesundheitlicher Ungleichheit deutlich: Eine ungünstige soziale Konstitution (fehlende soziale Teilhabe) kann die Ursache für einen schlechten gesundheitlichen Zustand sein bzw. diesen Vorgang nachhaltig beeinflussen. Ebenso ist eine Umkehr dieses Prozesses möglich. In dieser Argumentation wurde ebenfalls der Zusammenhang zwischen Einkommen und Gesundheitszustand sichtbar. Wichtige Theorien sind dabei die Präventionshypothese und die Deprivationshypothese (vgl. Brennecke 1998, S 228f). Die Präventionshypothese [...] *postuliert einen Zusammenhang, bei dem das personelle Einkommen die*

---

[5] Zu nennen ist dabei zum einen die Armutsdiskussion (vgl. dazu Klinkhammer & Krüger-Brand 2013 im Deutschen Ärzteblatt, S. 23f) oder eine Geschlechterperspektive (vgl. dazu Babitsch 2005 in „Soziale Ungleichheit, Geschlecht und Gesundheit"). Alle Erklärungsansätze beziehen sich auf soziale Ressourcen, die die individuelle Gesundheit maßgeblich beeinflussen.

[6] Vgl. dazu ebenfalls: Wardenbach, H. (2000): http://www.welt.de/print-welt/article548124/Nord-Sued-Gefaelle-in-Dortmund.html [abgerufen am 26.06.2013].

Gesundheit beeinflußt (!). Je höher das Einkommen ist, um so stärker wirkt es „präventiv" gegen Krankheit oder Behinderung" (ebd., S. 228). Die Deprivationshypothese [...] unterstellt, daß (!) sich die Gesundheit auf das Einkommen auswirkt. Je schlechter der Gesundheitszustand ausfällt, um so niedriger ist das Einkommen" (ebd., S. 229). Das Sozioökonomische Panel (SOEP) liefert für diesen Zusammenhang zwischen Gesundheit und Einkommen wichtige Daten (vgl. ebd., S. 226-240): Anhand einer Längsschnittuntersuchung zwischen 1984 und 1987 wurden 3693 Menschen (ohne Rentner) nach ihrer persönlichen Gesundheitszufriedenheit, getätigten Arztbesuchen und chronischen Erkrankungen sowie der Einkommenssituation befragt (vgl. ebd., S. 231). Das Ergebnis war – trotz einer nicht direkt messbaren Gesundheit – , dass – unter einer Abhängigkeit der Gesundheitsvariablen von den Einkommensvariablen – je besser die subjektive Gesundheitszufriedenheit bewertet wird, ein umso höheres Einkommen gemessen wurde (vgl. ebd., S. 239). Brennecke bemerkt bei der Untersuchung als einen negativen Aspekt, dass bei der Erhebungs- und Operationalisierungsphase ein sozialer Ausschluss stattfand, da bestimmte Bevölkerungsgruppen, wie Obdachlose, Rentner oder Migrationsgruppen nicht beachtet wurden (vgl. ebd., S. 231). Die Prüfung der Präventionsthese anhand der vorliegenden Daten ergab, dass – aus einer Querschnittsperspektive – lediglich ein geringer Einfluss des Einkommens auf die Gesundheitswerte existiert. Auf die gesamten drei Jahre der Untersuchung betrachtet wurde jedoch festgestellt, dass das verfügbare Einkommen aus 1985 sich positiv auf die Gesundheitsvariablen von 1986 auswirkt (vgl. ebd., S. 235). Bei der Anwendung der Deprivationshypothese stellte sich heraus, dass die Einkommensvariablen von 1986 und 1987 stark von den Gesundheitsvariablen des Jahres 1985 abhängen (vgl. ebd., S. 239). Beide Hypothesen konnten demnach, wenn auch nur tendenziell, bestätigt werden.

3.2 Entwicklung von gesundheitlicher Ungleichheit im Alter

Die gesundheitliche Ungleichheit ist nicht ausschließlich ein Phänomen, welches jüngere Bevölkerungsschichten betrifft. Ebenso wie das Altern ein lebenslang verlaufender Prozess ist, so ist es notwendig, soziale Ungleichheit und gesundheitliche Unterscheidungen auf die späteren Lebensjahre des Alters zu beziehen. Besonders im Kontext einer zunehmend alternden Gesellschaft mit besonderen Herausforderungen und Anforderungen ist eine auf das Alter differenzierte Perspektive notwendig.

3.2.1 Gesundheitliche Ungleichheit im Lebenslauf

Von besonderem Interesse bei der Betrachtung der gesundheitlichen Ungleichheit im Alter erscheint die Frage, welche Faktoren der sozialen Ungleichheit einen Einfluss auf die Gesundheit haben und – speziell bezogen auf das Alter – die Lebenserwartung und das Sterbegeschehen beeinflussen[7]. Aus der Lebenslaufperspektive ist dabei die Kumulationsthese von besonderer Bedeutung (vgl. Lampert 2009, S. 123f und Dragano 2007, S. 23). Diese sieht eine Abhängigkeit der Intensität und Einwirkungsdauer von Gesundheitsrisiken sowie dem Gehalt an Gesundheitsressourcen in einem kausalen und lebenslang verlaufenden Bezug zu dem Gesundheitszustand im Alter (vgl. ebd.). Gesundheitliche Risiken und Widerstandsfaktoren bedingen sich einerseits gegenseitig und kumulieren ihre Wirkung bis in das hohe Alter. Diese Kumulation setzt sich aus physiologischen, sozialen und verhaltensbedingten Einflüssen zusammen (vgl. ebd.). Es stellt sich dabei die Frage, welchen Einfluss die Kumulationsthese auf die Betrachtung der gesundheitliche Ungleichheit besitzt. Menschen mit einer gesundheitsfördernden Disposition und einem auf Gesundheit ausgerichteten Lebensstil können diesen Zustand in die Phase des hohen Alters übertragen und auf ausgebildete Ressourcen zurückgreifen. Andere Individuen, deren Gesundheit bspw. wegen einer langen gesundheitsgefährdeten Berufsausübung (Kontakt mit Giftstoffen, Lärm oder hohen psychischen Belastungen) über einen langen Zeitraum beeinträchtigt war, können im Alter schlechtere Gesundheitswerte aufweisen. An diesem Punkt wird eine Theorie der gesundheitliche Ungleichheit im Alter deutlich. Lampert verweist bei dieser Hypothese auf die inhaltliche Einschränkung, dass es Verzögerungen zwischen der Entwicklung von Krankheiten und dem Auftreten von Erkrankungen geben kann (Bsp.: Übergang zwischen Erwerbsphase und Ruhestand) und dass das Auftreten selektiver Erkrankungen an bestimmte Altersphasen gebunden ist (vgl. ebd.). Ein weiteres Merkmal der gesundheitlichen Ungleichheit sind die Unterscheidung der ärztlichen Betreuungsmodi zwischen Männern und Frauen und die geschlechterspezifischen Morbiditätsarten. Im Prozess des Alterns finden sich in der gesundheitlichen Ungleichheit signifikante Unterschiede, wobei im Folgenden drei Beispiele exemplarisch genannt werden (vgl. Kruse & Schmitt 2002, S. 206f): Zum einen besitzen Frauen eine längere Lebenserwartung, wobei diese erhöhte Überlebenswahrscheinlichkeit u.a. aus gesundheitsfördernden Maßnahmen resultiert. Frauen sind gegenüber Männern – bezogen auf den Lebenslauf – früher in das medizinische System eingebunden. Dieser Vorgang beginnt bereits in der Pubertät durch das Einsetzen der Menstruation und mit dem regelmäßigen Aufsuchen eines Gynäkologen. Die Schwangerschaft inklusive der Vor- und Nachbe-

---

[7] Es soll in diesem Abschnitt nicht noch einmal auf spezielle Alterskrankheiten und deren sozialen Auswirkungen eingegangen werden.

treuung wird ebenfalls eng medizinisch betreut. Im späteren Lebensabschnitt sind die Wechseljahre oftmals erneut der Anlass für das Aufsuchen eines Arztes. Diese häufigen Betreuungszeitpunkte sensibilisieren das weibliche Geschlecht für medizinische und gesundheitliche Fragestellungen. Es lassen sich aus dieser Tatsache eine längere fernere Lebenserwartung und gesundheitliche Unterschiede zwischen den Geschlechtern erklären. Gleichzeitig tragen diese häufigen Konsultationsfrequenzen eines Arztes dazu bei, dass chronische und altersbedingte Krankheiten bei Frauen früher erkannt werden. Der zweite signifikante Unterschied zwischen Männern und Frauen besteht in den beruflichen Perspektiven (vgl. ebd., S. 206). Bereits bei den sozialen Ungleichheiten wurde auf die inhaltliche Verbindung zwischen Beruf und Einkommen und daraus unterschiedlich resultierende lebensweltliche Chancen eingegangen. Zuletzt leitet sich daraus ein dritter Unterscheidungsfaktor ab: Die Phasen der Kindererziehung und der Pflege von Angehörigen, welche eine Vereinbarkeit mit der beruflichen Situation erfordern und aus denen oftmals eine Unterbrechung der Erwerbsphase resultiert, trägt zu einer Armut im Alter bei Frauen bei. Der Aspekt der gesundheitlichen Ungleichheiten eröffnet außerdem einen weiten Diskussionshorizont. Da in dieser Arbeit nicht auf jeden inhaltlichen Gesichtspunkt eingegangen werden kann, wird im Folgenden zuletzt auf den Bereich der Multimorbidität Bezug genommen. Besonders in der Betrachtung der späten Altersphasen ist dieser Faktor insbesondere für die gesundheitlichen Mortalitätsgründe entscheidend. Ergebnisse des Alterssurveys von 2002 ergaben, dass – bezogen auf beide Geschlechter – in der Altersgruppe der 40-54-Jährigen die Häufigkeit von fünf oder mehr Erkrankungen niedriger ist, als bei den 70-85-Jährigen. Gleichzeitig sinkt im Altersverlauf die Anzahl der Menschen, die von keiner Krankheit betroffen sind (vgl. Saß et al. 2009, S. 57). Eine Unterscheidung der Krankheiten zwischen Männern und Frauen im Alter ergibt sich bspw. durch höhere Prävalenzen bei Männern in Bezug auf lebensbedrohliche und akute Erkrankungen (vgl. Kruse & Schmitt 2002, S. 209), wobei diese Tatsache auch auf eine engere medizinische Betreuung bei Frauen zurückzuführen ist. Des Weiteren trägt die längere Lebenserwartung von Frauen zu diesem Umstand bei.

3.2.2 Gesundheitsverhalten und Prävention

Im letzten Abschnitt soll es um die Frage gehen, welche Auswirkungen das Gesundheitsverhalten und Präventionsmaßnahmen auf die gesundheitliche Ungleichheit haben. Bereits im vorherigen Kapitel war dieser Sachverhalt in Ansätzen Gegenstand der Diskussion. Besonders der Aspekt des individuellen Lebensstils und der Bildungsgradient sind Indikatoren für die gesundheitliche Ungleichheit. Bildung ist – ebenso wie Einkommen – ein Einflussfaktor für den Gesundheitszustand und bedingt, wie zuvor dargestellt, die gesundheitliche Ungleichheit. Die Inanspruchnahme gesundheitsfördernder Maßnahmen und damit das Präventionsverhalten vor Krankheiten steht in einem direkten Zusammenhang mit dem Bildungsstatus (vgl. Lampert & Mielck 2008, S. 10 und Hurrelmann 2010, S. 40). Lampert und Mielck berufen sich mit ihren Aussagen auf den Gesundheitssurvey von 2003, welcher das Morbiditätsgeschehen bezogen auf den gesundheitlichen und sozialen Status des Probanden untersuchte. Dieser zeigte, dass gesundheitsgefährdendes Verhalten wie Rauchen und das Vorkommen von Übergewicht sowie eine geringe Ausübung von sportlichen Aktivitäten eher bei Menschen mit einem niedrigen Bildungsniveau vorzufinden sind als bei Probanden mit Abitur. Diese Verhaltensmuster wirken sich ebenfalls durch eine Verkürzung der Lebenserwartung auf das Mortalitätsgeschehen aus (vgl. Lampert & Mielck 2008, S. 10). Dieser Zusammenhang spiegelt sich ferner bei der Einkommensverteilung wider und wurde bereits bei der Darstellung der sozialen Ungleichheit erläutert. Neben der messbaren objektiven Gesundheit ist das subjektive Gesundheitsempfinden ein weiterer Ungleichheitsfaktor, welcher mit dem Bildungsstand zusammenhängt (vgl. Hurrelmann 2010, S. 39f): *„Bei Männern und Frauen mit niedrigen Schulabschlüssen wird die eigene Gesundheit deutlich negativer eingeschätzt als bei denen mit hohen (Bildungsabschlüssen)"* (ebd.). Hurrelmann bezieht sich dabei auf das Sozioökonomische Panel, welches ergab, dass Männer mit einem niedrigen Bildungsabschluss bei der Bewältigung der Alltagsaufgaben häufiger gesundheitliche Einschränkungen angeben als männliche Probanden mit Abitur (vgl. ebd.). Interessant erscheint ein Blick auf die Informationsvermittlung von gesundheitlichen Präventionsmaßnahmen bezogen auf die verschiedenen Bildungsschichten. Dabei lässt sich erkennen, dass Männer und Frauen der unteren Bildungsgruppen sich seltener mit gesundheitsrelevanten Themen und Fragestellungen auseinandersetzen als Individuen mit einem hohen Bildungsgrad (vgl. ebd., S. 40). Hurrelmann bemerkt ebenfalls, dass Informationsmaterialien seltener von niedrigen Bildungsschichten nachgefragt werden (vgl. ebd.). Es lässt sich im Weiteren, bezogen auf beide Schichten, ein Wandel der Gesundheitsorientierung erkennen. Frühere Generationen, besonders die Kriegsgeneration, waren stärker auf eine reine Versorgung ausgerichtet. Die heutigen Generationen besitzen eine stärkere Orientierung auf Nachhaltigkeit und Gesundheit. Dieses Gesundheitsbewusstsein findet eher auf einer Makroebene der Gesellschaft statt. Eine Übertragung dieses Wissens auf die Mikroebene, wie es einem Individuum möglich wird, eine gesundheitsbewusste Lebensweise anzueignen, kann u.a. durch eine mediale Präsenz erreicht werden. Dabei wird in der Regel auf verschiedene Studien Bezug genommen[8]. Der Prozess der Verhaltensänderung auf einer individuellen Ebene erfordert dabei in seiner Ausgangsposition die Erkenntnis, dass ein gesundheitsgefährdendes Handeln vorliegt. Bei älteren Menschen zeigt sich diese Einsicht beim Auftauchen von Alterskrankheiten sowie der entsprechenden Diagnose (vgl. Renner & Staudinger 2008, S. 201). Der Prozess

---

[8] Stellvertretend ist dabei die Studie „Study of Obesity" (IASO) von 2007 zu nennen, welche eine Initiative des Verbraucher- und Gesundheitsministeriums für mehr körperliche Bewegung und der Reduzierung von Übergewicht in der Bevölkerung auslöste (vgl. Renner & Staudinger 2008, S. 200).

der Verhaltensänderung beginnt – im Übrigen ebenso wie in allen Altersgruppen – mit der Wahrnehmung des Gesundheitsrisikos für die eigene Person und der Abwägung von Nutzen und Gefahr (vgl. ebd.). Im nächsten Schritt muss für ein manifestes Ergebnis die Selbstwirksamkeit erfolgen. Die Selbstwirksamkeitserwartung als eine innere Überzeugung erfordert das eigene Selbstbewusstsein, durch das individuelle Handeln entsprechende Ergebnisse zu erzielen und diese Resultate über einen längeren Zeitraum durchzuhalten sowie dabei entsprechend existierende Barrieren überwinden zu können (vgl. ebd., S. 202). Im HAPA-Modell (Health-Action-Process-Aproach, vgl. dazu ebd. und Schwarzer 2004 & Renner et al. 2007) werden diese Abschnitte in eine zuerst erfolgende „Motivationale Phase" (Motivation) und eine folgende „Volitionale Phase" (Handlung) unterschieden. Die Motivationale Phase untergliedert sich in drei Teile (vgl. Seibt 2010, o. S.): Der erste Punkt ist die bereits dargestellte Risikowahrnehmung. Es folgt im Weiteren die Handlungsergebniserwartung, in der das Individuum mit seinem Verhalten ein bestimmtes Resultat erwartet. Im dritten Unterpunkt wird bei Seibt die Verhaltens- oder Aktions-Selbstwirksamkeitserwartung genannt. Diese Aspekte führen in eine Intention, „[...] *die eine Person ans Ziel bindet.*" (ebd.). Die Intention ist die Voraussetzung für die Planung einer Handlung und bewirkt die konkrete Aktion. Während dieser Ausführung evaluiert das Individuum seine Handlung durch eine Bewertung der Kriterien von Erfolg und Misserfolg (vgl. ebd.). Dies stellt die postaktionalen Phase dar.

4. Fazit

Im letzten Teil dieser Arbeit soll ein abschließendes Fazit gezogen werden. Der erste Teil widmete sich den Ursachen und Merkmalen von Krankheiten. Diese Erkrankungen resultieren zum einen aus einem individuellen Verhalten und zum anderen aus gesellschaftlichen Bedingungen. Gleichzeitig ist die Einordnung eines gesundheitlichen Zustandes immer subjektiv; orientiert sich aber an gesellschaftlichen Normen. Im Spannungsfeld zwischen den altersbedingten Krankheiten und der Gesundheit ermöglicht das Kontinuum-Modell von Antonovsky eine Hervorhebung individuellen Handelns. Im folgenden Abschnitt wurde auf die soziale und gesundheitliche Ungleichheit eingegangen. Wichtig war dabei die Erkenntnis, dass die soziale Ungleichheit ein komplexes Gebilde darstellt, welches eine mehrdimensionale Betrachtung in den Ursachen und Auswirkungen von Ungleichheiten benötigt. Die inhaltliche Verbindung zwischen der sozialen Ungleichheit und gesundheitlichen Differenzen liegt in den Lebensbedingungen der Menschen. Beispielhaft wurde dabei die Wohnsituation aufgeführt, die – neben Faktoren der sozialen Teilhabe – den Gesundheitszustand des Individuums maßgeblich beeinflussen kann. Zuletzt wurden die gesundheitlichen Ungleichheiten auf das Alter bezogen. Es ergab sich dabei die Feststellung, dass der Gesundheitszustand im Alter von dem gesundheitsrelevanten Verhalten über die gesamte Lebensspanne abhängen kann. Die Einschränkung dieser Hypothese ergibt sich in dem verzögerten Auftreten von Symptomen und der Gebundenheit von bestimmten Alterskrankheiten an einzelne Lebensphasen. Das Gesundheits- und Präventionsverhalten ist eng an den Bildungsgrad gebunden und gewinnt mit einer höheren Bildung an Bedeutung. Gleichzeitig werden das individuelle Gesundheitsempfinden und die Gewichtung von Krankheiten in der Lebenssituation in den höheren Bildungsschichten besser bzw. erträglicher bewertet.

Zusammenfassend lässt sich sagen, dass die soziale und gesundheitliche Ungleichheit in allen Altersphasen eine Bedeutung besitzt, jedoch die höheren Altersphasen durch eine steigende Multimorbidität besondere Anforderungen an das Gesundheitssystem und an gesellschaftliche Prozesse stellen. Wichtig ist es dabei, individuelle und vorhandene Ressourcen zu nutzen. Die Gesellschaft ihrerseits ist gefordert, allen Mitgliedern Chancen- und Ressourcengleichheit zu ermöglichen.

5. Literaturverzeichnis

BMBF. (9. Januar 2012). *Herz-Kreislauf-Erkrankungen.* Abgerufen am 26. Juni 2013 von http://www.bmbf.de/de/1135.php.

Boehm, J. K., Peterson, C., Kivimaki, M., & Kubzansky, L. D. (4. Juli 2011). Heart health when life is satisfying: evidence from the Whitehall II cohort study. *European Heart Journal,* S. 2.

Brennecke, R. (1998). Einkommen und Gesundheit - Längsschnittanalysen mit dem Soziooekonomischen Panel (SOEP). In H. P. Galler, & G. Wagner, *Empirische Forschung und wirtschaftspolitische Beratung* (S. 226-240). Frankfurt/New York: Campus.

Burzan, N. (2011, 4. Aufl.). In N. Burzan, *Soziale Ungleichheit. Eine Einführung in die sozialen Theorien* (S. 15,20,73,92f). Wiesbaden: VS Verlag.

BZgA - Bundeszentrale für gesundheitliche Aufklärung. (2001, erw. Auflage). Das salutogenetische Modell der Gesundheit. In J. Bengel, R. Strittmatter, & H. Willmann, *Was erhält Menschen gesund? Antonovskys Modell der Salutogenese - Diskussionsstand und Stellenwert* (S. 24-37). Köln: Bundeszentrale für gesundheitliche Aufklärung (BZgA).

Dragano, N. (15. Oktober 2007, 42). Gesundheitliche Ungleichheit im Lebenslauf. *APuZ - Aus Politik und Zeitgeschichte. Gesundheit und soziale Ungleichheit,* S. 23.

DZA - Deutsches Zentrum für Altersfragen. (2011). Report Altersdaten. Krankheitsspektrum und Sterblichkeit im Alter. (1-2), 20f.

Ehmer, J. (2004, Enzyklopädie deutscher Geschichte, Band 71). Die Entwicklung der Fertilität im Übergang zu Geburtenkontrolle und Familienplanung. In J. Ehmer, *Bevölkerungsgeschichte und historische Demographie 1800-2000* (S. 41). Oldenbourg: Oldenbourg Wissenschaftsverlag.

Faust, H. (1999). Das Ruhrgebiet - Erneuerung einer europäischen Industrieregion. Impulse für den Strukturwandel durch die Internationale Bauausstellung Emscher Park. *Europa Regional (7,2),* S. 12.

Franke, A. (2010, 2. überarb. Aufl.). In *Modelle von Gesundheit und Krankheit* (S. 131-135). Bern: Hans Huber.

Graumann, S., & Lindemann, G. (2010, 1. Aufl.). Medizinsoziologie. In G. Kneer, & M. Schroer, *Handbuch Spezielle Soziologien* (S. 295). VS Verlag.

Hradil, S. (2001, 8. Aufl.). Der Begriff der sozialen Ungleichheit. In S. Hradil, *Soziale Ungleichheit in Deutschland* (S. 27-29). Wiesbaden: VS Verlag.

Hradil, S., & Spellerberg, A. (2011, Heft 1). Lebensstile und soziale Ungleichheit. *Gesellschaft-Wirtschaft-Politik*, S. 51-62.

Hurrelmann, K. (2010, Aufl. 7). Sozioökonomischer Status, Ungleichheit und Gesundheit. In K. Hurrelmann, *Gesundheitssoziologie. Eine Einführung in die sozialwissenschaftliche Theorien von Krankheitsprävention und Gesundheitsförderung* (S. 39f). Weinheim und München: Juventa.

Jungbauer-Gans, M., & Gross, C. (2009, 2. akt. Aufl.). Erklärungsansätze sozial differenzierter Gesundheitchancen. In M. Richter, & K. Hurrelmann, *Gesundheitliche Ungleichheit. Grundlagen, Probleme, Perspektiven* (S. 77-92). Wiesbaden: VS Verlag.

Kruse, A., & Schmitt, E. (2002). Geschlecht, Gesundheit und Krankheit. In K. Hurrelmann, & P. Kolip, *Gesundheit und Krankheit im hohen Alter* (S. 206f, 209). Bern: Hans Huber.

Kuhlmey, A. (2008, 1. Aufl.). Altern - Gesundheit und Gesundheitseinbußen. In A. Kuhlmey, & D. Schaeffer, *Alter, Gesundheit und Krankheit* (S. 89). Bern: Hans-Huber.

Lampert, T. (2009). Soziale Ungleichheit und Gesundheit im höheren Lebensalter. In K. Böhm, C. Tesch-Römer, & T. Ziese, *Gesundheit und Krankheit im Alter. Beiträge zur Gesundheitsberichterstattung des Bundes - Eine gemeinsame Veröffentlichung des Statistischen Bundesamtes, des Zentrums für Altersfragen und des Robert Koch-Instituts* (S. 123f). Berlin: Robert Koch-Institut.

Lampert, T., & Mielck, A. (April 2008, Heft 2). Gesundheitsriskanter Lebensstil. *Gesundheit und soziale Ungleichheit. Eine Herausforderung für Forschung und Politik*, S. 10.

Renner, B., & Staudinger, U. M. (2008, 1. Aufl.). Gesundheitsverhalten alter Menschen. In A. Kuhlmey, & D. Schaeffer, *Alter, Gesundheit und Krankheit* (S. 201ff). Bern: Hans Huber.

Saß, A.-C., Wurm, S., & Ziese, T. (2009). Somatische und psychische Gesundheit. In K. Böhm, C. Tesch-Römer, & T. Ziese, *Gesundheit und Krankheit im Alter. Beiträge zur Gesundheitsberichterstattung des Bundes - Eine gemeinsame Veröffentlichung des*

Statistischen Bundesamtes, des Zentrums für Altersfragen und des Robert Koch-Instituts (S. 57). Berlin: Robert Koch-Institut.

Schumacher, J., & Brähler, E. (2004). Bezugssysteme von Gesundheit und Krankheit. In K. Buser, K. Wildgrube, & T. Schneller, Lehrbuch der medizinischen Psychologie und medizinischen Soziologie (S. 3). Göttingen: Hogrefe.

Seibt, A. C. (11. November 2010). Sozial-kognitives Prozessmodell des Gesundheitsverhaltens. Abgerufen am 5. Juli 2013 von Leitbegriffe der Gesundheitsförderung, BZgA: http://www.leitbegriffe.bzga.de/bot_angebote_idx-181.html.

Sheffield Equality Group. (November 2012). Sheffield Equality Group. Abgerufen am 26. Juni 2013 von http://sheffieldequality.files.wordpress.com/2012/11/the-whitehall-studies.pdf.

Tesch-Römer, C., & Wurm, S. (2009). Theoretische Positionen zu Gesundheit und Alter. In K. Böhm, C. Tesch-Römer, & T. Ziese, Gesundheit und Krankheit im Alter. Beiträge zur Gesundheitsberichterstattung des Bundes - Eine gemeinsame Veröffentlichung des Statistischen Bundesamtes, des Zentrums für Altersfragen und des Robert Koch-Instituts (S. 12). Berlin: Robert Koch-Institut.

van Rossum, C. T., Shipley, M. J., van de Mheen, H., Grobbee, D. E., & Marmot, M. G. (1978, 54). Employment grade differences in cause specific mortality. A 25 year follow up of civil servants from the first Whitehall study. Journal of Epidemiology & Community Health, 178f.

Virtanen, M., Ferrie, J. E., Singh-Manou, A., Shipley, M. J., Vahtera, J., Marmot, M. G., et al. (11. Mai 2010). Overtime work and incident coronary heart disease: the Whitehall II prospective cohort study. European Heart Journal, S. 1737.